供医学相关专业实验教学使用

病理学实验指导

——基于案例搭建从基础到临床的桥梁

主审　范英昌

主编　姜希娟

天津出版传媒集团

天津科学技术出版社

图书在版编目(CIP)数据

病理学实验指导 / 姜希娟主编. -- 天津：天津科
学技术出版社, 2019.7（2024.3重印）
ISBN 978-7-5576-6821-1

Ⅰ.①病… Ⅱ.①姜… Ⅲ.①病理学–实验–医学院
校–教学参考资料 Ⅳ.①R36–33

中国版本图书馆 CIP 数据核字(2019)第 156347 号

病理学实验指导
BINGLIXUE SHIYAN ZHIDAO
责任编辑：孟祥刚　李荔薇

出　　版：天津出版传媒集团
　　　　　天津科学技术出版社
地　　址：天津市西康路 35 号
邮　　编：300051
电　　话：(022) 23332390
网　　址：www.tjkjcbs.com.cn
发　　行：新华书店经销
印　　刷：天津午阳印刷股份有限公司

开本 787×1092　1/16　印张 4.625　字数 112 000
2024 年 3 月第 1 版第 4 次印刷
定价：28.00 元

编 委 会

前　言

一、实验目的

　　病理学不仅是一门重要的医学基础学科，而且也是基础医学和临床医学之间的桥梁课程，其学习效果直接影响临床相关知识的学习和临床实践能力的培养。病理学是一门理论和实践紧密结合的课程，故需特别重视和加强实验教学环节。通过浏览幻灯片、观察大体标本、病理切片和讨论临床案例等，以更好地理解和掌握病理学基本理论、基本知识；并通过实验加强基本技能（辨识病理变化），将理论与实践密切联系，进一步认识疾病的本质；注重临床病理联系的训练，从而提高学生分析和解决问题的能力，阐明疾病的本质，充分发挥病理学的桥梁作用，为临床学习及临床实践打下坚实的基础。

二、本实验指导的显著特点

　　在教学目标上：本实验指导不仅强调病理学实验教学的一般特征，更重视发挥病理学的桥梁作用，强化"病因—病理变化—临床表现"线性关系，着力于培养学生的临床思维。

　　在教学方法上：①正常与异常对比观察法：利用现代化的数字切片库及丰富的大体标本，采用正常形态与病理形态的对比观察法，降低观察难度；采用大体标本与镜下形态对比观察法，理解宏观改变背后的微观支撑。②临床案例与病理变化相联系的 PBL 教学法：以临床案例为依托，将病因、病理变化和临床表现有机联系，建立结构与功能相适应理念，在实验中建立学生的线性思维能力，在完成验证性实验的同时，还能达到综合性实验的效果。

三、病理学实习方法

（一）大体标本的观察方法

　　大体标本是进行尸体解剖或外科手术时切取的脏器或组织，通常用 10%福尔马林溶液固定并封存于标本瓶的标本，观察时需遵循以下步骤：

　　首先，辨认是什么脏器和组织。

　　第二，注意脏器的体积、外形、颜色、质地、表面、异常（有无被膜、有无结节、有无渗出物、是否光滑、色泽有无异常，空腔脏器腔隙容积、壁厚、分泌物等）。

　　第三，注意观察病灶的特征，如病灶的位置、分布（弥漫或单个）、大小（长×宽×高 cm^3 表示或实物表示）、形状、颜色（注意出血区多变成黑色）、质地以及周围组织的关系（界限是否清楚、周围组织有无破坏等）。

（二）病理切片的观察方法

　　实习所用病理切片是从病变处或病变与正常交界处取下组织，经过固定、脱水、切片（通常为石蜡切片）和染色（一般用苏木素—伊红染色，即 HE 染色）制作而成，其观察步骤为：

首先，用肉眼观察切片外形、数目和颜色。

第二，用低倍镜全面观察切片，辨认是什么组织（实质脏器由外向内），选定病变明显部位或者病变与正常组织的交界部位。

第三，用高倍镜观察上述选定部位的病变细节（组织结构、细胞形态和细胞内结构的变化）。

本实验指导由天津中医药大学携河南中医药大学、云南中医药大学及江西中医药大学病理教研室共同完成，并得到成都泰盟软件有限公司和山东数字人科技股份有限公司的支持，在此对给与我们关心和帮助的各位深表感谢。由于水平有限，难免有疏漏之处，请读者多多指正。

目　录

实验一　细胞和组织的适应、损伤与修复

一、实验目的

1.依托临床资料，通过观察常见适应、变性（亚致死性损伤）和坏死的大体标本，脂肪变的镜下切片，进而理解其病变特点以及对机体的影响。

2.依托临床资料，通过观察肉芽组织大体及镜下表现，掌握其组成、理解其功能以及结局的利与弊。

二、实验方法

1.从正常结构—功能到异常结构—功能变化的对比分析法；从结构决定功能的线性分析法。

2.以临床病例为载体，以问题为导向的案例教学法。

三、实验内容

（一）本章相关形态学图片及视频资料

（二）案例相关标本

案例一：患者，男，57 岁。有长期高脂饮食和饮酒史。17 年前被诊断为高血压病，未系统治疗。1 小时前，患者喝了约 1 斤高度白酒，随后感觉剧烈头痛，并伴恶心、呕吐（喷射状），呕出大量胃内容物，后意识丧失，遂急诊入院，经抢救无效死亡。行尸体剖验：

图 1-1

1.大体标本（图 1-1）

观察要点：肝脏的大小、颜色、边缘和被膜等的变化。

病变描述：＿＿＿＿＿＿＿＿＿＿＿＿＿＿＿＿＿＿

＿＿＿＿＿＿＿＿＿＿＿＿＿＿＿＿＿＿＿＿＿＿＿＿

可能诊断：＿＿＿＿＿＿＿＿＿＿＿＿＿＿＿＿＿＿

2.大体标本（图 1-2）

观察要点：心脏的体积、心室壁厚度、乳头肌和肉柱的形态及心腔扩张情况。

图 1-2

病变描述：＿＿＿＿＿＿＿＿＿＿＿＿＿＿＿＿＿＿

＿＿＿＿＿＿＿＿＿＿＿＿＿＿＿＿＿＿＿＿＿＿＿＿

可能诊断：＿＿＿＿＿＿＿＿＿＿＿＿＿＿＿＿＿＿

3.镜下切片（图 1-3）

组织来源：肝

观察步骤：首先在低倍镜下，辨识肝脏的基本结构肝小叶，找出中

图 1-3

央静脉、放射状排列的肝索结构（若肝细胞体积增大，放射状结构可不明显）以及其间的肝窦（肝窦受挤压变窄）；然后在高倍镜下，辨识肝细胞体积与形态的变化，部分细胞的胞质内出现圆形、边界清楚、大小不等的空泡，大空泡可将细胞核挤向细胞一侧。

诊断：_____

思考题：

①根据肝脏结构的改变，推测其功能改变及可能的临床表现？

_____

②本临床案例提示我们在平时生活中应当保持哪些良好习惯？

_____

案例二： 患者，男，59岁。有糖尿病病史11年。近半年来，左足间歇性疼痛。1周前因摔伤致左下肢胫前区皮肤破损。在家自行清理创面一天后，左下肢胫前区创面不断扩大，疼痛加剧且行走困难，症状逐渐加重5天，遂入院诊治。入院后，给予清创、抗感染、改善微循环、降糖、植皮手术等治疗，患者在2个月后康复出院。

大体标本（图1-4）

观察要点：创面的颜色改变，是否干燥或湿润肿胀，与周围正常组织分界是否清楚，是否有红肿。

病变描述：_____

图1-4

可能诊断：_____

思考题：

该病变是什么原因引起的？若其继续发展、加重，会引起什么严重后果？

_____

案例三： 患者，女，17岁。1小时前，不慎被开水烫伤左下肢，烫伤部位剧烈疼痛，并出现红肿、水泡和皮肤破损，遂急诊入院诊治。入院后给予清创、抗感染和对症治疗，8周后患者痊愈。

1.大体标本（图1-5）

观察要点：创面的颜色、形态以及有无脓性渗出物等。

病变描述：_____

图1-5

2.镜下切片（图1-6）

组织来源：幼稚结缔组织

观察步骤：在低倍镜下，可见大量新生毛细血管排列方向一致（与创面垂直），以横切、斜切多见，体积大的成纤维细胞布满其间，还有数量不等的炎细胞浸润；在高倍镜下，可见新生毛细血管管壁由单层扁平细胞（新生"内皮细胞"）所覆盖（特点：核略凸向血管腔内，成熟

图1-6

内皮细胞核扁平与基膜平行）；成纤维细胞体积较大，轮廓清楚，多为有突起的纺锤形或星形的扁平状结构，其细胞核呈规则的卵圆形，核仁大而明显；炎细胞核大多深染。

诊断：＿＿＿＿＿＿＿＿＿＿＿＿＿＿＿＿＿＿＿＿＿

思考题：

①该创面组织的基本组成成分是什么？这些基本成分有哪些作用？

＿＿＿＿＿＿＿＿＿＿＿＿＿＿＿＿＿＿＿＿＿＿＿＿＿＿＿＿＿＿＿

＿＿＿＿＿＿＿＿＿＿＿＿＿＿＿＿＿＿＿＿＿＿＿＿＿＿＿＿＿＿＿

②该创面组织的结局是什么？

＿＿＿＿＿＿＿＿＿＿＿＿＿＿＿＿＿＿＿＿＿＿＿＿＿＿＿＿＿＿＿

＿＿＿＿＿＿＿＿＿＿＿＿＿＿＿＿＿＿＿＿＿＿＿＿＿＿＿＿＿＿＿

（三）其他标本

1.大体标本（图 1-7）

观察要点：肾脏大小、形态的变化，肾盂是否扩张，肾实质是否变薄。

可能诊断：＿＿＿＿＿＿＿＿＿＿＿＿＿＿＿＿＿＿

思考题：

列举此种病变还有哪些常见的类型？

图 1-7

＿＿＿＿＿＿＿＿＿＿＿＿＿＿＿＿＿＿＿＿＿＿＿＿＿＿＿＿＿＿＿

＿＿＿＿＿＿＿＿＿＿＿＿＿＿＿＿＿＿＿＿＿＿＿＿＿＿＿＿＿＿＿

2.大体标本（图 1-8）

观察要点：肝脏的体积、颜色变化，以及切面是否隆起，包膜是否紧张。

可能诊断：＿＿＿＿＿＿＿＿＿＿＿＿＿＿＿＿＿＿

思考题：

结合观察到的肝脏形态特点，思考可能出现哪些临床表现？

图 1-8

＿＿＿＿＿＿＿＿＿＿＿＿＿＿＿＿＿＿＿＿＿＿＿＿＿＿＿＿＿＿＿

＿＿＿＿＿＿＿＿＿＿＿＿＿＿＿＿＿＿＿＿＿＿＿＿＿＿＿＿＿＿＿

3.大体标本（图 1-9）

观察要点：肾内病灶的形状、颜色，该病灶与周围正常组织的分界是否清楚。

可能诊断：＿＿＿＿＿＿＿＿＿＿＿＿＿＿＿＿＿＿

思考题：

结合观察到的病灶形态特点，思考可能出现哪些临床表现？

图 1-9

＿＿＿＿＿＿＿＿＿＿＿＿＿＿＿＿＿＿＿＿＿＿＿＿＿＿＿＿＿＿＿

＿＿＿＿＿＿＿＿＿＿＿＿＿＿＿＿＿＿＿＿＿＿＿＿＿＿＿＿＿＿＿

4.镜下切片（图 1-10）

组织来源：肾

观察要点：能否辨别细胞和组织结构的大体轮廓，以及细胞核的变化。

图 1-10

诊断：_____

思考题：

结合观察到的组织、细胞的病变特点，分析其和干酪样坏死有何区别和联系。

_____

5.大体标本（图 1-11）

观察要点：肾内病灶的大小、颜色，是否状似干酪。

可能诊断：_____

思考题：

此种病变是哪种疾病的特征性病变？

_____

图 1-11

四、思考题

1.依据结构可决定功能，试述肉芽组织与瘢痕组织在结构和功能方面的异同点。

2.通过肝脂肪变的病变特点,推测若发生于心肌细胞,会导致心脏的何种病理变化？

实验二　局部血液循环障碍

一、实验目的

1.依托临床资料，观察肝淤血的大体和镜下改变，掌握淤血的基本病变和后果。

2.依托临床资料，观察肺淤血的大体和镜下改变，掌握其基本病变和临床病理联系。

3.通过观察混合血栓大体标本，掌握其病变特点，进而理解血栓的形成过程及对机体的影响。

二、实验方法

1.从正常结构—功能到异常结构—功能变化的对比分析法；从结构决定功能的线性分析法。

2.以临床病例为载体，以问题为导向的案例教学法。

三、实验内容

（一）本章相关形态学图片及视频资料

（二）案例相关标本

案例一：患者，男，84岁。反复咳嗽、咳痰30余年，冬季尤甚。近6个月来出现腹胀不适，食欲下降，体重减轻伴乏力，无明显发热、黄疸、腹泻等症状。近1个月患者以上症状加重，伴下肢水肿，不能平卧。入院体检发现患者呼吸急促、颈静脉怒张，胸廓前后径增大呈桶状；双下肢呈凹陷性水肿（++）。对症治疗，效果不佳。10天后，因感冒诱发心力衰竭和呼吸衰竭而死亡。行尸体剖验：

1.大体标本（图2-1）

观察要点：肝叶大小、形状，切面形态、颜色等的变化。

病变描述：＿＿＿＿＿＿＿＿＿＿＿＿＿＿＿＿＿＿＿

＿＿＿＿＿＿＿＿＿＿＿＿＿＿＿＿＿＿＿＿＿＿＿

图2-1

2.镜下切片（图2-2）

组织来源：肝

正常肝脏由肝小叶组成。小叶中央有一个近似圆形的腔隙为中央静脉，围绕中央静脉呈放射状排列并着粉红色的条索状结构为肝索，肝索之间的不规则狭窄间隙为肝血窦。

图2-2

观察步骤：首先在低倍镜下，辨认肝小叶；然后在高倍镜下，可见肝小叶中央静脉周围肝血窦扩张，充满红细胞，肝细胞大量萎缩、坏死；小叶外周肝血窦中红细胞较少，肝细胞发生脂肪变性，胞质中出现大小不等的脂肪空泡；汇管区纤维结缔组织增生，有淋巴细胞为主的炎细胞浸润。

诊断：_____

思考题：

①根据以上信息，推测肝脏可能发生了什么病理变化，为什么？

_____

_____

②试分析患者所发生疾病是如何演变的？

_____

案例二：患者，女，65 岁。患高血压病 20 余年，未经系统治疗。患者于 8 年前开始出现咳嗽、气促、胸闷及乏力，活动时尤甚。6 月前，以上症状加重伴夜间阵发性呼吸困难。3 小时前，患者无明显诱因出现呼吸急促，咳粉红色泡沫痰，遂急诊入院。入院检查：呼吸音减弱，血压 170/100mmHg。胸部 X 线显示以中上肺野为主，肺血管纹理增多、增粗且边缘模糊，肺野透明度降低，肺门血管影增强，心影增大。肺功能检查显示气流受限，动脉血气分析示低氧血症。入院 5 天后病情恶化，经抢救无效死亡。行尸体剖验：

图 2-3

镜下切片（图 2-3）

组织来源：肺

正常肺泡结构：肺泡是肺支气管树的终末部分。许多大小不等、形状不规则、壁薄的空泡状结构即肺泡，开口于呼吸性细支气管、肺泡管或肺泡囊的末端。肺泡壁主要由单层扁平上皮或立方形的肺泡上皮和基膜构成。相邻肺泡之间为肺泡间隔，内有少量结缔组织及丰富的毛细血管。

观察步骤：低倍镜下，可见肺泡间隔毛细血管扩张充血，部分肺泡间隔增宽（主要为肺泡间隔水肿以及纤维组织增生所致）；高倍镜下：肺泡间隔毛细血管高度扩张、充血（血管管腔变大、管腔内充满数量不等的红细胞，而正常毛细血管管腔小，仅允许 1～2 个红细胞通过）；部分肺泡腔内可见水肿液；部分肺泡腔内有红细胞；偶见肺泡腔内有胞浆中含有棕黄色色素颗粒，体积较大的巨噬细胞。

诊断：_____

思考题：

①患者肺部发生了什么病变？请描述其发病机制。

_____

_____

②思考该病变在急性或慢性形式下，其病理变化和临床表现有何异同？

_____

_____

案例三：患者，女，72 岁。有高血压、心房颤动和糖尿病病史多年，未系统规范治疗。患者近 1 周来胸闷胸痛，并逐渐加重（家属代诉）。4 小时前与家人拌嘴后突发晕厥，被送至当地医院急诊。心电图：心房颤动，伴快心室率；胸部 X 线：心影增大，肺纹理模糊，肺水肿可能；超声心动图：左心房内见不规则混合回声团块，考虑血栓可能。1 小时前心率大于 180 次/分，出现严重呼吸困难，经抢救无效死亡。行尸体剖验：

1.大体标本（图 2-4）

标本来源：左心房内团块

观察要点：此病变出现的位置、大小和形态等。

图 2-4

_____

_____

2.镜下切片（图 2-5）

观察步骤：低倍镜下见颗粒或均质粉红色无结构的不规则片块状结构，即血小板小梁；小梁中间凝血形成的纤维素网罗大量红细胞；小梁周边粘附数量不等核蓝染的白细胞。

诊断：_____

思考题：

根据观察到的镜下切片形态变化，思考血栓形成的条件及对机体有哪些影响？

图 2-5

_____

_____

病例四：患者，男，62 岁。患者有 5 年心绞痛史，未经规范治疗。近 3 个月心绞痛发作频繁，休息并自服硝酸甘油可好转。1 小时前收拾家务时，突然晕倒，意识丧失，紧急入院并抢救成功，嘱绝对卧床休息，并 1 周后行介入手术，然期间患者自觉病情好转，下床活动，突然晕倒，经抢救无效死亡。行尸体剖验：

1.大体标本（图 2-6）

观察要点：心脏病灶形状、颜色、与正常组织分界以及病灶边缘侧有无充血带等情况。

图 2-6

_____

_____

2.镜下切片（图 2-7）

组织来源：心

观察要点：低倍镜下可见正常心肌组织与病变的心肌组织分界明显，病变核心区域心肌细胞结构轮廓尚保存，周边伴有炎细胞浸润、边缘有肉芽组织长入；高倍镜下可见病变区域的细胞细微结构消失，可见核溶解，胞质均匀红染，间质伴有炎细胞浸润。

图 2-7

诊断：_____

①思考题：

结合病例中心脏出现的病变特点，思考其发生的可能机制？

_____

_____

_____

②举例说明此病变发生在其他器官会对机体产生哪些影响？

_____

_____

_____

（二）其他标本

1.大体标本（图2-8）

标本来源：脑

观察要点：病变发生的部位、范围大小、与正常组织分界等情况。

图2-8

_____

可能诊断：_____

思考题：

引起该病变发生的常见原因有哪些？

_____

_____

2.大体标本（图2-9）

标本来源：肺

观察要点：病变部位与正常组织分界情况，病灶形状、颜色等有何改变？

图2-9

可能诊断：_____

思考题：

结合观察到的病变特点，思考其发生的条件？

_____

3.镜下切片（图2-10）

观察要点：肺泡壁宽度、肺泡腔内容物有何改变？

组织来源：肺

诊断：_____

思考题：

结合观察到的病变，推导患者会出现哪些临床表现？

图2-10

_____

_____

四、思考题

1.根据血栓形成的条件，试分析如何预防血栓的形成。

2.查阅文献，了解中医理论的"血瘀"和病理学中的"淤血"两个概念的不同。

实验三　炎　症

一、实验目的

1.通过观察急、慢性炎症的大体及光镜下变化，掌握炎症的基本病变和典型炎细胞的形态学特征。

2.依托临床病例，理解炎症的基本病理变化，推导患者局部和全身临床表现。

二、实验方法

1.从正常结构—功能到异常结构—功能变化的对比分析法；从结构决定功能的线性分析法。

2.以临床病例为载体，以问题为导向的案例教学法。

三、实验内容

（一）本章相关形态学图片及视频资料

（二）案例相关标本

案例一：患者，女，35 岁。4 小时前无明显诱因出现右下腹疼痛，并逐渐加重，伴腹胀、发热。体检：体温 38.7℃，麦氏点压痛、反跳痛。血常规：WBC $14.73×10^9$/L，N 90.3%。超声检查：示右下腹阑尾区有一盲管样结构，大小约 26mm×10mm，边界尚清楚，条形，周围未见明显渗出。行阑尾切除术。

1.大体标本（图 3-1）

观察要点：阑尾的大小、形状、颜色及切面阑尾腔结构的变化。

病变描述：_____

图 3-1

_____

2.镜下切片（图 3-2）

组织来源：阑尾

正常阑尾组织学：阑尾分黏膜层、黏膜下层、肌层和浆膜四层，前二层组织较厚，管腔狭窄，黏膜固有层有丰富的淋巴组织是阑尾的特点。

图 3-2

观察步骤：低倍镜下，阑尾腔内见脓性渗出物；阑尾管壁各层弥漫性浸润大量中性粒细胞；管壁有不同程度的组织坏死，可见阑尾黏膜表面上皮脱落、糜烂，黏膜层腺体减少，平滑肌排列疏松、紊乱、部分断裂；黏膜下层和浆膜层血管扩张充血；高倍镜下，进一步观察中性粒细胞的形态，胞核紫蓝色，分叶状，胞浆染成淡红色。

诊断：_____

思考题：
①阑尾炎的病理类型有哪些？

_____

_____

②试分析患者临床表现的病理学基础。

_____

_____

③根据镜下所见，描述该病变的特点是什么？分析其属于哪种类型的炎症。

_____

_____

案例二：患者，男，53 岁。患者 1 年前间断出现右上腹阵发性疼痛，尤以进食油腻食物后明显。近 2 月来，腹痛发作频繁，症状加重，伴右肩背部疼痛不适，1 天前突发右上腹剧烈绞痛，伴恶心、呕吐，遂入院治疗。入院体检：痛苦面容，无黄疸，右上腹有深压痛，尤以胆囊区明显，反跳痛阴性，莫菲氏征阳性。入院后，行胆囊切除术。

图 3-3

1.大体标本（图 3-3）

观察要点：胆囊的体积大小、病变部位、胆囊壁的厚度以及黏膜面的变化等。

病变描述：_____

_____

可能诊断：_____

2.镜下切片（图 3-4）

组织来源：胆囊

图 3-4

胆囊壁分黏膜层、肌层和外膜层。胆囊有许多高而分支的皱襞突入腔内，被覆单层柱状上皮，肌层厚薄不一，胆囊颈较薄，底部较厚。

观察步骤：首先使用低倍镜辨认胆囊的三层结构，注意黏膜层可有腺体萎缩或增生，或上皮缺损（溃疡形成），间质呈慢性非特异性炎表现，可见淋巴细胞、浆细胞浸润；此外，病变部位胆囊壁明显纤维增厚。然后切换到高倍镜，详细观察淋巴细胞、浆细胞的形态特征：淋巴细胞体积小，核圆、深染，胞质少，几不可见；浆细胞呈圆或椭圆形，核圆，染色质多聚集在核周并向核中心呈辐射状排列，形似车轮状，核周有空晕。若有急性发作，可见局部区域有大量中性粒细胞浸润。

诊断：_____

思考题：

①根据病理变化特征分类，本例胆囊病变属于哪种类型炎症？

_____

_____

②结合该病例的处理方式，试分析炎症的转归有哪些？

_____

_____

（三）其他标本

1.大体标本（图3-5 ）

观察要点：皮肤表面病变范围，描述水泡内液体的颜色、性状。

_____

_____

图 3-5

可能诊断：_____

思考题：

结合观察到的病变特点，推测其可能的预后是什么？

_____

_____

2.大体标本（图3-6 ）

观察要点：心脏表面是否光滑，若表面有附着物，则描述该附着物的特征。

_____

_____

图 3-6

可能诊断：_____

思考题：

结合所观察病变的特点，思考其可能对机体造成哪些影响？

_____

_____

3.大体标本（图3-7）

标本来源：肝

观察要点：病灶的数量、大小、颜色以及切面形态等改变。

_____

_____

图 3-7

可能诊断：_____

思考题：

导致该病变的常见致病菌是什么？结合观察到的病变特点，分析病变可能的发展过程？

_____

_____

4.大体标本（图3-8）

标本来源：咽/喉/气管

观察要点：管腔中膜状物的体积、大小、颜色等形态特征以及与周围组织的粘附情况。

图 3-8

可能诊断：_____

思考：结合病变发生的部位，思考该病变可能造成的后果是什么？

5.组织切片（图3-9）

组织来源：皮肤

图3-9

观察要点：低倍镜下可见皮肤出现多发的结节状病变，高倍镜下，结节状病变的边界清晰，中央可见异物结节或崩解或钙化，大量单核-巨噬细胞增生并衍生为短梭形或星形上皮样细胞环绕结节，并融合形成多个异物多核巨细胞，伴有大量淋巴细胞浸润和纤维组织增生环绕。

诊断：_____

思考题：

该病变属于哪种炎症的病理类型，其病变的病理意义是什么？

四、思考题

1.试分析炎症对机体的利与弊，以辩证地认识炎症。

2.通过浸润炎细胞的种类识别炎症类型，思考其在炎症过程中的作用以及给我们了哪些启示。

实验四　肿　瘤

一、实验目的

1.通过观察良恶性肿瘤大体和镜下改变，掌握良、恶性肿瘤的区别及癌与肉瘤的区别。

2.依托临床病例，将患者临床表现与肿瘤病理变化相结合，构建临床思维。

二、实验方法

1.从正常结构—功能到异常结构—功能变化的对比分析法；从结构决定功能的线性分析法。

2.以临床病例为载体，以问题为导向的案例教学法。

三、实验内容

（一）本章相关形态学图片及视频资料

（二）案例相关标本

案例一：患者，女，52岁。患者4年前开始出现尿频，最近2年出现下腹坠痛，并逐渐加重。体格检查：左侧附件触及大小10cm左右包块，质硬，活动好。妇科B超显示：在子宫上方偏左侧见9.0cm×7.5cm×9.3cm低回声团块。行手术切除：

1.大体标本（图4-1）

观察要点：结节大小、形状、颜色、有无包膜，表面光滑度，切面组织分布特点，有无坏死出血。

病变描述：_____

_____

图4-1

2.镜下切片（图4-2）

组织来源：结缔组织

纤维结缔组织中数目最多的是纤维细胞，由功能活跃的成纤维细胞静止而来，纤维细胞胞体较小，呈长梭形。

观察步骤：低倍镜下，瘤组织实质部分由形态比较一致的梭形细胞构成，形似纤维细胞。瘤细胞呈束状、平行或编织状排列，具有一定的组织结构异型性；高倍镜下，瘤细胞体积较大，形似纤维细胞，瘤细胞异型性不明显，间质可见少量毛细血管。

图4-2

诊断：_____

思考题：

①此病变还容易发生在哪些部位？其是什么生长方式？手术后是否容易复发？

_____

_____

②此病变是良性还是恶性肿瘤，其异型性主要表现在哪方面？

_____

案例二：患者，女，50岁。2年前无意中发现左侧腰部有一乒乓球大小的包块，质软，边界清，可活动。因无任何不适感，未予处理。近期在家属陪同下来院体检。B超检查显示：左侧腰部皮下有一椭圆形，5cm×4cm×4cm均匀低回声区，边界清晰，有完整包膜。行手术切除：

1.大体标本（图4-3）

观察要点：结节大小、形状、颜色、有无包膜，表面光滑度，有无坏死出血。

病变描述：_____

图4-3

_____

可能诊断：

思考题：

结合病例，思考该病变生长速度的快慢以及对机体的影响？

_____

_____

_____

案例三：患者，男，38岁。5年前颈部长出明显突出于皮肤的乳头状结节，由于体积小无不适感，未予就诊。近半年，该结节增大较明显，患者及时到医院就诊。行手术切除：

1.大体标本（图4-4）

观察要点：结节形状、大小、颜色，有无包膜，表面光滑度，切面颜色，有无坏死出血。

病变描述：_____

图4-4

2.镜下切片（图4-5）

组织来源：皮肤

皮肤表皮层为鳞状上皮，由五层构成，包括基底层：位于表皮底层，由一层立方形或圆柱状细胞构成；棘细胞层：位于基底层上方，由4～10层多角形细胞组成；颗粒层：位于棘细胞层上方，由1～3层梭形或扁平细胞构成；透明层：位于颗粒层上方，由扁平无核细胞构成；角质层：位于最表面，由已角化的扁平细胞构成。

图4-5

观察步骤：低倍镜下，可见数量较多的树枝样突起，每一个突起即一个乳头，乳头的表面被增生的鳞状上皮来源的瘤细胞覆盖（肿瘤的实质），细胞层次增多，出现组织结构异型性，乳头的中心为纤维结缔组织和血管（肿瘤的间质）；高倍镜下，选取纵切的乳头并观察其结构，乳头的上皮，从外至内依次类似鳞状上皮的角质层、透明层、颗粒细胞层、棘细胞层、基底细胞层，排列规则。瘤细胞分化成熟，细胞异型性不明显。

诊断：_____

思考题：

①该肿瘤的生长方式是什么？底部有没有向皮肤深处的浸润？

_____

_____

②该肿瘤还容易发生在哪些部位？在哪些部位的容易恶变？

_____

_____

案例四：患者，女，45岁。3年前出现月经紊乱，周期缩短为15天左右，经期延长可达15天。B超显示：子宫体积增大，肌层内可以见到多个大小不等的低回声，圆形或椭圆形实性结节，边界清晰，形态规则，子宫腔缩窄。行手术切除治疗：

大体标本（附图4-6）

观察要点：结节数目、形状、大小、颜色、有无包膜，表面光滑度，切面颜色，有无坏死出血。

图 4-6

病变描述：_____

_____

可能诊断：_____

思考题：

试分析此病变的发生和哪些因素有关？

_____

案例五：患者，女，56岁。左乳腺癌手术后4年，干咳、痰中带血丝伴胸痛2月余。胸部CT检查，发现左、右肺门处均有占位性病变，半年后伴发脑部转移，恶病质，经抢救无效死亡。尸检如下：

大体标本（图4-7）

观察要点：肺部病变位置、大小、形状、有无包膜，表面光滑度，切面颜色，有无坏死出血，与周围组织关系。

图 4-7

病变描述：_____

_____

可能诊断：_____

思考题：

①患者乳腺癌手术 4 年后，为何肺部会出现此病变？思考恶性肿瘤的转移方式有哪些。

_____

_____

②请用病理学知识解释血道转移最容易转移到哪些组织器官。

_____

_____

案例六：患者，女，65 岁。6 个月前发现右胸皮下有一个约 3cm 大小的肿块，入院时肿块长至长径约 10cm，皮肤水肿、微红，皮下血管怒张。胸 CT 检查显示右第 3、4 前肋骨皮质不连续，可能是肿瘤侵犯，胸腔少量积液。入院后，手术切除肿瘤，术中发现右第 3、4 肋骨断裂、内陷。

1.大体标本（图 4-8）

观察要点：病灶的大小、形状、颜色特征，病变部位与周围正常组织的边界是否清晰、有无包膜，病灶是否伴有糜烂、坏死等继发病变。

病变描述：_____

图 4-8

_____

2.镜下切片（图 4-9）

组织来源：皮下结缔组织

纤维结缔组织中数目最多是纤维细胞，由功能活跃的成纤维细胞静止而来，纤维细胞胞体较小，呈长梭形。

图 4-9

观察步骤：低倍镜下，瘤组织由形态各异的瘤细胞组成，瘤细胞排列紊乱，组织结构异型性明显，实质与间质分界不清；高倍镜下，瘤细胞在体积均增大的基础上，又呈现大小不一，细胞异型性明显，核分裂象易见，间质血管丰富，有以淋巴细胞为主的炎细胞浸润。

诊断：_____

思考题：

①试分析患者肋骨发生骨折的原因？

_____

_____

②试分析纤维瘤和纤维肉瘤有何不同，总结良恶性肿瘤的区别。

_____

_____

_____

_____

案例七： 患者，男，71 岁。因进行性吞咽困难，哽噎 2 个月余而就诊。患者在当地医院接受胃镜检查，结果显示食管中上段有占位性病变，向食管管腔凸起，遂行手术切除。

镜下切片（图 4-10）

组织来源：食管

图 4-10

食管壁层由黏膜层、黏膜下层、肌层、外膜层构成。重点观察食管黏膜层，其包括上皮、固有层和黏膜肌层组成：①上皮为鳞状上皮，食管下端的鳞状上皮与胃贲门部的单层柱状上皮骤然相接，是食管癌的易发部位。②固有层为致密的结缔组织，形成乳头突向上皮。③黏膜肌层由纵行平滑肌束组成。

观察步骤：低倍镜下：可见大小不等的癌细胞团，呈片状或条索状排列，此为癌巢（即肿瘤的实质），癌巢周围是结缔组织（即肿瘤的间质），实质与间质分界清楚；高倍镜下，癌巢由分化较好的鳞状上皮癌细胞构成，部分癌巢中间有呈同心圆状排列、红染的角化珠，即癌珠，部分可见细胞间桥；间质中有淋巴细胞浸润。

诊断：＿＿＿＿＿＿＿＿＿＿＿

思考题：

试分析患者此病变的分化程度？理解肿瘤分化、异型性以及恶性程度之间的关系。

＿＿＿＿＿＿＿＿＿＿＿＿＿＿＿＿

＿＿＿＿＿＿＿＿＿＿＿＿＿＿＿＿

＿＿＿＿＿＿＿＿＿＿＿＿＿＿＿＿

（三）其他标本

1.大体标本（图 4-11）

观察要点：病灶骨形状、骨质破坏程度，病灶颜色、侵犯深度、是否伴有糜烂、坏死；有无包膜，表面是否光滑。病灶处新生组织的形状、颜色等。

病变描述：＿＿＿＿＿＿＿＿＿＿＿

＿＿＿＿＿＿＿＿＿＿＿＿＿＿＿＿

可能诊断：＿＿＿＿＿＿＿＿＿＿＿

2.大体标本（图 4-12）

观察要点：肠道肿物数目，有无包膜；病灶大小，是否伴有糜烂、坏死和继发性感染。

病变描述：＿＿＿＿＿＿＿＿＿＿＿

＿＿＿＿＿＿＿＿＿＿＿＿＿＿＿＿

可能诊断：＿＿＿＿＿＿＿＿＿＿＿

思考题：

①患者可能会出现哪些临床表现？

＿＿＿＿＿＿＿＿＿＿＿＿＿＿＿＿

＿＿＿＿＿＿＿＿＿＿＿＿＿＿＿＿

②不同类型肠腺癌恶性程度存在巨大差异，具体判断依据是什么？

_____

_____

_____

四、思考题

1.乳头状瘤和鳞状细胞癌的生长方式有何不同？总结良、恶性肿瘤生长方式的差异。

2.鳞状细胞癌与纤维肉瘤在组织结构上有何不同，总结癌与肉瘤的区别。

3.转移瘤与原发肿瘤在形态学上的区别有哪些？

实验五　心血管系统疾病

一、实验目的

1.依托临床资料，通过观察动脉粥样硬化大体和镜下改变，掌握其基本病变及继发病变，进而理解其对机体的影响。

2.依托临床资料，通过观察良性高血压病大体和镜下改变，理解其病变特点、分期及对心脏、肾脏和脑的病变特征及后果。

3.依托临床资料，通过观察风湿病大体和镜下改变，掌握其基本病变及后果，进而理解慢性心瓣膜病的形成过程及对机体的影响。

4.熟悉亚急性感染性心内膜炎的大体和镜下变化。

5.了解心肌病、克山病的大体及镜下病变特点。

二、实验方法

1.从正常结构—功能到异常结构—功能变化的对比分析法；从结构决定功能的线性分析法。

2.以临床病例为载体，以问题为导向的案例教学法。

三、实验内容

（一）本章相关形态学图片及视频资料

（二）案例相关标本

案例一：患者，女，70岁。高血压病史20余年，未予系统治疗。近20年来，间断头晕、心悸，劳累或情绪激动时加重。近3年来，患者出现胸闷、心悸、尿量增多，血压最高达200/110 mmHg。尿蛋白（++），X线检查显示：心脏增大呈靴形。1天前，患者步行上楼时突然昏倒，经抢救无效死亡。行尸体剖验：

图 5-1

1.大体标本（图5-1）

观察要点：心脏大小、形状，左心室壁厚度、左心室乳头肌和肉柱、心室腔等变化。

病变描述：＿＿＿＿＿＿＿＿＿＿＿＿＿＿＿

＿＿＿＿＿＿＿＿＿＿＿＿＿＿＿＿＿＿＿＿＿

图 5-2

2.镜下切片（图5-2）

组织来源：心

观察要点：是横切面还是纵切面？对照正常心肌细胞，观察心肌细胞是否增粗、变长，有无分支。心肌细胞核是否变大深染。

诊断：＿＿＿＿＿＿＿＿＿＿＿＿＿＿＿＿

思考题：

与正常心脏相比较，推测该心脏的功能可能发生什么改变，可出现哪些临床表现？

＿＿＿＿＿＿＿＿＿＿＿＿＿＿＿＿＿＿＿＿＿＿＿＿＿＿＿＿

＿＿＿＿＿＿＿＿＿＿＿＿＿＿＿＿＿＿＿＿＿＿＿＿＿＿＿＿

3.大体标本（图 5-3）

观察要点：肾脏体积、表面光滑度有何改变？

病变描述：＿＿＿＿＿＿＿＿＿＿＿＿＿＿＿

图 5-3

＿＿＿＿＿＿＿＿＿＿＿＿＿＿＿＿＿＿＿＿＿＿＿＿＿＿＿＿

4.镜下切片（图 5-4）

组织来源：肾

观察要点：观察肾小球入球动脉和肌型小动脉的病变特点，肾小球是否发生纤维化或玻璃样变，肾小管上皮细胞的是否存在病变，间质是否有炎细胞浸润。

图 5-4

诊断：＿＿＿＿＿＿＿＿＿＿＿＿＿＿＿＿＿＿＿＿＿＿

思考题：

①试阐释肾表面的颗粒是如何形成的？

＿＿＿＿＿＿＿＿＿＿＿＿＿＿＿＿＿＿＿＿＿＿＿＿＿＿＿＿＿＿＿＿＿＿

＿＿＿＿＿＿＿＿＿＿＿＿＿＿＿＿＿＿＿＿＿＿＿＿＿＿＿＿＿＿＿＿＿＿

②该肾脏病变与动脉粥样硬化导致的肾脏病变在形态结构上有何异同？理解为何不同？

＿＿＿＿＿＿＿＿＿＿＿＿＿＿＿＿＿＿＿＿＿＿＿＿＿＿＿＿＿＿＿＿＿＿

＿＿＿＿＿＿＿＿＿＿＿＿＿＿＿＿＿＿＿＿＿＿＿＿＿＿＿＿＿＿＿＿＿＿

5.大体标本（图 5-5）

观察要点：标本为脑的冠状切面，观察大脑内囊区、侧脑室是否有出血？

病变描述：＿＿＿＿＿＿＿＿＿＿＿＿＿＿＿

图 5-5

可能诊断：＿＿＿＿＿＿＿＿＿＿＿＿＿＿＿＿＿＿＿＿＿

思考题：

良性高血压病最严重的并发症是什么？请解释该患者晕倒及死亡的原因。

＿＿＿＿＿＿＿＿＿＿＿＿＿＿＿＿＿＿＿＿＿＿＿＿＿＿＿＿＿＿＿＿＿＿

＿＿＿＿＿＿＿＿＿＿＿＿＿＿＿＿＿＿＿＿＿＿＿＿＿＿＿＿＿＿＿＿＿＿

案例二：患者，男，53 岁。间断胸闷、气短 6 年，多于情绪激动、劳累后发作，休息后减轻。2 月前，发作频繁，且休息时也发作。患者 10h 前于睡眠中突感心前区压榨性疼痛，向左肩、左前臂放射，且伴大汗、呼吸困难，急诊入院。心电图检查：V1～V6 导联出现病理性 Q 波。经抢救无效死亡，行尸体剖验：

1.大体标本（图 5-6）

观察要点：冠状动脉管壁厚度，内膜颜色、光滑平坦程度，有无出血及破溃；血管外观是否有囊状膨出、梭形膨大、弯曲蛇形、狭窄、结节状隆起等。

图 5-6

病变描述：_____

_____

可能诊断：_____

2.大体标本（图 5-7）

观察要点：标本为心脏的剖面图（或者额状切面图），重点观察病变心肌区域的颜色、形状及与正常组织交界处的变化。

图 5-7

病变描述：_____

3.镜下切片（图 5-8）

组织来源：冠状动脉

正常大、中动脉由内膜、中膜、外膜三层构成。内膜由内皮和薄层疏松结缔组织构成，含纵行胶原纤维和少量平滑肌；中膜主要由环行平滑肌、弹性纤维和胶原纤维构成；外膜由疏松结缔组织构成。

图 5-8

观察步骤：低倍镜下，首先辨认动脉内膜、中膜及外膜，然后重点观察病变动脉的内膜（斑块长于内膜），有凸起部分内膜明显增厚（斑块），靠近管腔侧可见纤维组织增生及玻璃样变（粥样硬化斑块之纤维帽），纤维帽下近中膜处有片状、色浅、无结构之坏死灶，在坏死灶内有较多针形裂隙（即胆固醇结晶，其来源于坏死的泡沫细胞），无一定的排列方向；高倍镜下，胆固醇结晶周围可见深蓝色、无定形物（即钙盐沉积，属于营养不良性钙化），在凸起部分的两侧与无病变内膜的交界处，可见体积大、胞质染色浅的泡沫细胞及新生的毛细血管和以淋巴细胞为主的炎细胞浸润。

诊断：_____

思考题：

①该动脉的基本病理变化可引起哪些继发性病变？其中危害性最大的是哪一种？

_____

_____

_____

②结合病例分析心肌梗死的原因是什么？并列举心肌梗死的并发症有哪些？

_____

_____

_____

案例三：患者，男，28 岁。10 年前患急性扁桃体炎，之后关节发生游走性疼痛。近 5 年间断发生心悸、气短，劳累后加重。1 天前呼吸困难，下肢水肿、肝脾大，咳粉红色泡沫样痰，听诊：心尖部舒张期和收缩期双杂音，治疗无效死亡。行尸体剖验：

1.大体标本（图 5-9）

观察要点：瓣膜有无水肿、增厚或变硬，有无溃破、穿孔及赘生物附着。

病变描述：_____

图 5-9

2.镜下切片（图 5-10）

组织来源：心

观察步骤：低倍镜下，观察正常心脏组织的实质和间质，在间质小血管周围找到成簇细胞构成的结节状病灶；高倍镜下，典型结节状病灶中央有少量伊红色碎块状的纤维素样坏死、周边被体积较大的细胞围绕，该细胞胞质丰富，略嗜碱性，单核或双核，核膜清楚，染色质浓集于中心，横切时，细胞核呈圆形，类枭眼状外观；纵切时，细胞核呈椭圆形，类毛虫样外观。该结节周边还有少量的淋巴细胞和成纤维细胞。

图 5-10

诊断：_____

思考题：

结合病例，说明哪个瓣膜发生了什么病变？理解此病变的临床病理联系，分析患者死因。

_____

_____

_____

（三）其他标本

1.大体标本（图 5-11）

观察要点：病变对心瓣膜的损害，病变部位，瓣膜有无增厚、粘连、穿孔或破裂。瓣膜表面形成的赘生物的颜色、大小和表面是否粗糙伴溃疡。

可能诊断：_____

图 5-11

思考题：

结合观察到的赘生物特点，思考临床上可能出现什么后果？

_____

_____

2.镜下切片（图 5-12）

组织来源：瓣膜赘生物

观察要点：病灶由血小板、纤维素、细菌菌落、炎细胞、少量坏死物质构成，细菌被包在病灶内部。

图 5-12

3.大体标本（图 5-13）

观察要点：心脏大小，心尖部是否钝圆。

可能诊断：＿＿＿＿＿＿＿＿＿＿＿＿＿＿＿

思考题：

结合心脏的病变特点，患者可能的临床表现是什么？

图 5-13

＿＿＿＿＿＿＿＿＿＿＿＿＿＿＿＿＿＿＿＿＿＿＿＿＿＿＿

＿＿＿＿＿＿＿＿＿＿＿＿＿＿＿＿＿＿＿＿＿＿＿＿＿＿＿

4.大体标本（图 5-14）

观察要点：心脏体积增大，呈球形。心室扩大。心室壁变薄，乳头肌及肉柱扁平。心肌变性，坏死，与陈旧性瘢痕形成红褐、灰黄、灰白色斑纹。

图 5-14

5.镜下切片（图 5-15）

组织来源：心

观察要点：心肌组织中分布有许多片灶状心肌坏死病灶，病灶中心肌细胞坏死消失，由大量炎症细胞及纤维组织增生替代，部分心肌细胞肌纤维结构模糊，染色嗜酸性增强，核消失，部分心肌细胞空泡样变性。

图 5-15

四、思考题

1.鉴于心肌梗死和脑出血是猝死的主要原因，动脉粥样硬化和高血压病是其病理基础，根据这些疾病的危险因素，思考如何建立正确的生活方式？

2.分析目前风湿病发病率逐渐下降的原因有哪些？

实验六　呼吸系统疾病

一、实验目的

1.依托临床资料，观察大、小叶性肺炎的大体和镜下改变，掌握其病变特点并比较二者的异同。

2.依托临床资料，通过观察肺癌大体和镜下改变，掌握其大体和组织分型。

3.通过观察肺气肿的大体和镜下改变，熟悉其病变特点、发病机制和临床病理联系。

4.通过观察肺心病的心脏大体改变，熟悉肺心病的发病机制和临床病理联系。

5.通过观察硅肺的镜下改变，了解硅肺的病变特点。

二、实验方法

1.从正常结构—功能到异常结构—功能变化的对比分析法；从结构决定功能的线性分析法。

2.以临床病例为载体，以问题为导向的案例教学法。

三、实验内容

（一）本章相关形态学图片及视频资料

（二）案例相关标本

案例一：患者，男，25岁。因劳累后受寒，突发寒战、高热、呼吸困难、咳嗽，痰为铁锈色，入当地小卫生院治疗。血常规：WBC $18×10^9$/L；X线检查：左肺下叶可见大片致密阴影。由于病情严重，建议转院治疗，途中突发意识模糊、血压下降、面色苍白，经抢救无效，呼吸心跳停止死亡。行尸体剖验：

1.大体标本（图6-1）

观察要点：病变肺叶的大小、颜色，病变累及的范围如何？

病变描述：_____

_____

图6-1

2.镜下切片（图6-2）

组织来源：肺

观察步骤：低倍镜下，切片中可见肺泡内充满渗出物，几乎无正常肺泡；高倍镜下，肺泡腔内渗出物主要为纵横交错，杂乱排列纤维素及大量的中性粒细胞，大部分肺泡间隔毛细血管受压，处于相对缺血状态，偶见毛细血管充血。部分肺泡渗出物被吸收而减少。

图6-2

诊断：_____

思考题:

①该病依据病情进展如何分期?根据镜下切片的病变特点以及患者呈现出的临床表现,推测该患者的病变处于哪一期?

_____

_____

_____

②患者所患肺部疾病可能出现哪些并发症?分析患者的死亡原因。

_____

_____

_____

③该病变容易发生在什么人群?为什么?

_____

_____

案例二:患者,女,83岁。患者因脑梗偏瘫卧床3年余。2天前患者出现高热、咳嗽,咳脓痰,1小时前出现呼吸困难伴发绀。入院检查:听诊:右肺散在湿啰音;血常规:WBC $13×10^9$/L,N 86%;胸片:右肺可见散在小灶状阴影。入院后,病情加重,经抢救无效死亡,行尸体剖验:

1.大体标本(图6-3)

观察要点:病变肺叶的大小有何变化,病灶是散在性还是弥漫性?

病变描述:_____

_____

图6-3

2.镜下切片(图6-4)

组织来源:肺

观察步骤:低倍镜下,病变呈灶状分布,病灶以细支气管为中心、肺小叶为单位,病变的细支气管和肺泡均充满炎性渗出物,实变周围肺泡腔明显增大;高倍镜下,肺小叶细支气管和肺泡腔内充满中性粒细胞,肺泡间隔毛细血管扩张充血并有炎细胞浸润。周围相对正常的肺泡明显扩张,可出现代偿性肺气肿。

图6-4

诊断:_____

思考题:

①本病例与案例一中疾病的病变特点有何区别,它们分别属于什么类型的炎症?

_____

_____

_____

②根据镜下病理变化，解释患者出现咳嗽、咳痰、呼吸困难、发绀、湿性啰音及 X 线等表现的病理基础。

_____

_____

_____

③本病可能会出现哪些并发症？分析患者的死亡原因是什么？

_____

_____

_____

④该疾病易发生在哪些人群？为什么？

_____

_____

_____

案例三：患者，男，63 岁。腰椎疼痛 3 个月余，自服止痛药物可缓解。之后，疼痛逐渐加剧并出现咳嗽、痰中有血丝等症状。该患者有 20 余年吸烟史。体格检查发现左锁骨上有 2 枚蚕豆大小淋巴结，质硬。X 线检查发现腰椎骨质破坏；肺门处见 10cm×8cm 的占位，边缘不清。行化疗疗效不佳，病情逐渐加重，严重消瘦，2 个月后死亡，行尸体剖验：

1.大体标本（图 6-5）

观察要点：肺门处占位性病变的大小如何？有无包膜？形状是否规则？对主支气管有无压迫？

病变描述：_____

_____

图 6-5

2.镜下切片（图 6-6）

组织来源：肺

观察步骤：低倍镜下，可见大小不等的癌巢，间质和实质分界清晰；高倍镜下，可见癌巢中的癌细胞体积偏大，但大小不等，形态多样，部分癌巢中央有出血坏死；可见病理性核分裂象；胞质嗜碱性增强；间质中有一定量淋巴细胞浸润，血管丰富。

图 6-6

诊断：_____

思考题：

①分析该患者肺部病变和椎骨病变以及左锁骨上淋巴结肿大之间的关系。

_____

_____

_____

②通过大体和镜下表现，分析该患者病变的大体和组织学分型是什么？该疾病还有哪些大体和组织学分型？

_____

_____

③试阐释患者为何会极度消瘦，最后的死亡原因是什么？

_____

_____

（三）其他标本

1.大体标本（图 6-7）

观察要点：肺的体积、颜色和质地有何变化？

病变描述：_____

_____

图 6-7

2.镜下切片（图 6-8）

组织来源：肺

观察步骤：低倍镜下见肺泡扩张，肺大泡形成。高倍镜下见肺泡扩张，部分肺泡间隔变窄并断裂，相邻肺泡融合成较大囊腔。肺泡间隔毛细血管受压闭塞、数量减少。

诊断：_____

图 6-8

思考题：

①该病变一般由什么肺部疾病发展而来？这种肺部疾病还会导致哪些并发症？

_____

_____

②通过该病变大体和镜下改变，推断患者可能会有哪些临床表现？

_____

_____

3.大体标本（图 6-9）

观察要点：心脏以哪个心腔变化为主，发生了何种变化，肺动脉有何变化。

病变描述：_____

_____

图 6-9

可能诊断（注：患者罹患慢阻肺、肺纤维化多年）：_____

思考题：

导致该病变常见的病因有哪些？并根据其病理变化分析其主要的临床表现。

_____

_____

4.镜下切片（图6-10）

组织来源：肺

观察步骤：低倍镜下观察肺泡间隔增宽，肺泡腔内相对较空。高倍镜下见肺泡间隔大量炎细胞浸润，毛细血管扩张。

图6-10

诊断：_____

思考题：

引起间质性肺炎的常见病原体有哪些？

_____

_____

5.镜下切片（图6-11）

组织来源：肺

观察步骤：低倍镜下肺组织结构破坏、大量纤维组织增生，可见硅结节的形成；高倍镜下硅结节主要由大量胶原纤维呈同心圆状或漩涡状排列而成，部分发生玻璃样变；硅结节周围可见到纤维母细胞，并有单核细胞及淋巴细胞等炎细胞浸润。

图6-11

诊断：_____

思考题：

①此病变特征性病变是什么？属于什么性质炎症？还有哪些疾病属于这种炎症性质？

_____

_____

_____

②此病是一种职业病吗？如何防治此病的发生？

_____

_____

_____

四、思考题

1.根据累及部位推测新冠肺炎属于何种性质的肺炎？查阅文献了解中医药在防治新冠肺炎中的作用？

2.试分析肺癌的发生和哪些因素有关？我们应该从哪些方面加以预防？

实验七　消化系统疾病

一、实验目的

1.依托临床资料，观察胃溃疡大体和镜下改变，掌握其基本病变特点，进而理解溃疡病的临床表现及其常见并发症。

2.观察病毒性肝炎、肝硬化和肝癌的大体和镜下改变，掌握其基本病变、理解肝炎"三部曲"的演进过程及各阶段对机体的影响。

二、实验方法

1.从正常结构—功能到异常结构—功能变化的对比分析法；从结构决定功能的线性分析法。

2.以临床病例为载体，以问题为导向的案例教学法。

三、实验内容

（一）本章相关形态学图片及视频资料

（二）案例相关标本

案例一：患者，男，63岁。患者4年来常感上腹饱胀、隐痛，以饭后为甚，未系统诊治。1月前感上腹疼痛逐渐加重，去医院检查：大便潜血试验（+），幽门螺旋杆菌（+）。患者未加重视，拒绝胃镜检查，没有按时服药治疗。1小时前，大量呕血，左上腹痛，遂入院就诊。行手术进行胃部切除。

1.大体标本（图7-1）

观察要点：病变大小、底部、边缘情况，周围黏膜皱襞的改变。

病变描述：＿＿＿＿＿＿＿＿＿＿＿＿＿＿＿
＿＿＿＿＿＿＿＿＿＿＿＿＿＿＿＿＿＿＿

图7-1

2.镜下切片（图7-2）

组织来源：胃

观察步骤：肉眼观察切片有一缺口朝上的凹陷即溃疡，缺乏胃黏膜上皮，溃疡两侧可见正常胃黏膜组织。首先低倍镜下观察正常胃组织的黏膜层、黏膜下层、肌层以及浆膜层。然后通过胃黏膜层的连续性，判断出胃黏膜的缺损区域。高倍镜下HE染色显示胃壁缺损底部炎性渗出层为红蓝染部位，有大量炎细胞、纤维素和红细胞等；坏死层为红染部位，有大量坏死组织碎片及少量炎细胞和纤维素等；再下为新鲜的肉芽组织层，由大量新生的毛细血管、成纤维细胞和炎细胞构成；之后看到毛细血管、成纤维细胞和炎细胞逐渐减少，形成瘢痕层。

诊断：_____

思考题：

①引起该疾病的病因有哪些？结合病例分析导致该患者疾病的病因是什么？

_____

_____

②根据该疾病的病理变化，解释患者的临床表现。

_____

_____

③该疾病可能会出现哪些并发症？

_____

_____

案例二：患者，男，52 岁。患者 5 年前出现乏力、腹胀，诊断为"病毒性肝炎"，但未系统诊治。6 月前患者自觉进食后时有右上腹疼痛，伴食欲不振、厌油腻、日渐消瘦。近 1 周来，右上腹痛、腹胀加重，皮肤及巩膜黄染。体检发现躯干及手掌部位有多个蜘蛛痣。腹部移动性浊音阳性，下肢呈凹陷性水肿（++）。入院 8 天突发呕血、黑便，血压下降，后出现烦躁、睡眠障碍，并伴幻听、语言不清和扑翼样震颤，随后意识模糊、昏迷，经抢救无效死亡。尸体剖验：

1.大体标本（图 7-3）

观察要点：肝脏的体积、表面光滑度和切面等有何改变？

病变描述：_____

_____

可能诊断：_____

图 7-3

思考题：

肝脏的大体改变是如何形成的？

_____

_____

2.镜下切片（图 7-4）

组织来源：肝

观察步骤：低倍镜下，可见肝脏大量结缔组织增生，分隔包绕肝细胞成大小不等的圆形或椭圆形的肝细胞团，即假小叶。与正常的肝小叶相比较，具有以下形态特点：部分假小叶内无中央静脉，部分可见偏位

图 7-4

或两个以上的中央静脉，部分可见汇管区；肝细胞排列紊乱，破坏了正常肝细胞围绕中央静脉呈放射状排列的结构特点；汇管区结缔组织内有小胆管增生，并出现假胆管（有上皮但无管腔结构）和淋巴细胞浸润。高倍镜下，变性坏死的肝细胞和再生的肝细胞共存，再生的肝细胞体积增大，核大、深染，可见双核。

诊断：_____

思考题：

①请列表比较肝小叶和假小叶的镜下区别。

_____

_____

_____

②如果把肝小叶看作肝脏的原装部件，我们可以如何理解假小叶？

_____

_____

③分析患者出现以上各种临床表现的病理学基础。

_____

_____

_____

（三）其他标本

1.镜下切片（图7-5）

组织来源：胃

观察步骤：低倍镜下，病变区胃黏膜变薄，固有腺体数目减少，腺腔变小，并可见囊性扩张，有淋巴滤泡形成；高倍镜下，胃黏膜上皮有明显的肠上皮化生，固有层有不同程度的淋巴细胞、浆细胞浸润。

图7-5

诊断：_____

思考题：

如果病变继续进展，可能发生什么严重后果？

_____

2.大体标本（图7-6）

观察要点：标本为胃的内面观，主要观察胃黏膜皱襞，是否存在溃疡，如果有，观察溃疡的部位、大小、深度、边缘和底部等形态特点。

病变描述：_____

图7-6

可能诊断：_____

思考题：

比较胃的恶性溃疡和良性溃疡大体形态学上的区别？

_____

3.镜下切片（图7-7）

组织来源：胃

观察步骤：低倍镜下，癌组织浸润至黏膜下肌层，腺腔大小不等、形状不规则、染色较深，相邻腺腔有共壁、背靠背现象，腺腔内有坏死

图7-7

和炎细胞浸润。癌细胞层次增多，排列紊乱。高倍镜下，癌细胞大小不等、形态各异、染色深浅不一，核仁明显，可见病理性核分裂象。

诊断：＿＿＿＿＿＿＿＿＿＿＿＿＿＿＿＿＿＿＿＿

思考题：

通过观察该病变组织的镜下特点，思考如何进行肿瘤的分级？

＿＿＿＿＿＿＿＿＿＿＿＿＿＿＿＿＿＿＿＿＿＿＿＿＿＿＿＿＿＿＿＿＿＿＿

4.镜下切片（图7-8）

组织来源：肝

观察步骤：低倍镜下，肝细胞广泛水肿，坏死轻微，肿胀的肝细胞排列拥挤，肝血窦受压变窄，小叶内坏死区域和间质可见炎细胞浸润；高倍镜下，肝细胞发生广泛水肿，胞质疏松，甚至部分肝细胞呈气球样变，可见肝细胞呈点状坏死，坏死区域和间质有淋巴细胞浸润。

图7-8

诊断：＿＿＿＿＿＿＿＿＿＿＿＿＿＿＿＿＿＿＿＿

思考题：

肝脏大体的颜色、体积会如何改变？请用病理变化解释患者的临床表现。

＿＿＿＿＿＿＿＿＿＿＿＿＿＿＿＿＿＿＿＿＿＿＿＿＿＿＿＿＿＿＿＿＿＿＿

5.大体标本（图7-9）

观察要点：肝脏组织的体积、表面光滑度和切面等有何改变？

病变描述：＿＿＿＿＿＿＿＿＿＿＿＿＿＿＿＿＿＿＿＿＿＿＿＿＿

可能诊断：＿＿＿＿＿＿＿＿＿＿＿＿＿＿＿

图7-9

6.镜下切片（图7-10）

组织来源：肝

观察步骤：低倍镜下，观察肝细胞来源的癌巢：癌细胞排列呈小梁状，类似肝索，癌细胞间有血窦样腔隙，癌组织染色较周围非癌组织深染；肝内胆管上皮来源的癌巢：癌实质可呈椭圆形，部分有腔隙，腔隙内有胆汁淤积，类似于胆管。上述两种癌巢在肝组织中可并存。高倍镜下，肝细胞来源的癌细胞与正常的肝细胞相似，核质比例增大，部分癌

图7-10

细胞呈实体状，其间有少量血窦样腔隙；肝内胆管上皮来源的癌巢，癌细胞类似胆管上皮细胞，两种来源的肝癌均可体现较明显的细胞异型性。

诊断：＿＿＿＿＿＿＿＿＿＿＿＿＿＿＿＿＿＿

四、思考题

1.诊断门脉性肝硬化的主要病理依据有哪些？请结合病例论述其临床病理联系。

2.请根据肝癌镜下观特征，推测并阐述其组织分型。

实验八　淋巴造血系统疾病

一、实验目的

1.依托临床资料，通过观察霍奇金淋巴瘤和非霍奇金淋巴瘤的镜下改变，掌握其基本病变及典型的临床病理诊断。

2.通过观察恶性淋巴瘤和白血病（脾）的大体改变，了解其病变特点。

二、实验方法

1.从正常结构—功能到异常结构—功能变化的对比分析法；从结构决定功能的线性分析法。

2.以临床病例为载体，以问题为导向的案例教学法。

三、实验内容

（一）本章相关形态学图片及视频资料

（二）案例相关标本

案例一：患者，女，22岁。2年前颈部无明显诱因出现包块，黄豆大小，无痛，未予重视。1年前包块逐渐长大到直径约2cm大小，去当地医院检查，示淋巴结肿大，活检结果未见异常。近3月来感觉肿块增大明显，来我院就诊：触诊发现左颈部大概3cm×6cm斜行包块，无痛。活检结果：左颈部肌层下可见多枚肿大淋巴结，最大者直径约4.0cm，病理提示："经典型霍奇金淋巴瘤（结节硬化型）"。原位杂交：EBER（+），免疫组化：CD30（+），CD15（部分+）。PET/CT：左侧咽旁间隙、左侧颈部、锁骨上下窝多处肿大淋巴结，前上纵隔胸腺增生，脾脏增大。

镜下切片（图8-1）

组织来源：颈部淋巴结

低倍镜下，正常淋巴结呈卵圆形，由被膜、皮质和髓质构成。被膜由薄层的结缔组织构成，在被膜内，可见数条小淋巴管穿行，为输入淋巴管；皮质位于被膜的深面，其结构与厚度变化较大，由浅层皮质、副皮质及皮质淋巴窦构成；髓质位于皮质的深面，由髓索及其间的髓窦构

图8-1

成。高倍镜下，淋巴结内含有大量的淋巴细胞以及一定量的网状细胞、巨噬细胞和浆细胞等。

观察要点：低倍镜下可见大量的纤维组织把淋巴结分割成多个大小不同的结节。高倍镜下结节中可见典型的肿瘤细胞：陷窝细胞（腔隙性R-S细胞），还可见多量淋巴细胞、浆细胞、中性粒细胞和嗜酸性粒细胞。

诊断：_____

思考题：

①诊断霍奇金淋巴瘤最具有价值的病理特点是什么？本病例中做免疫组化检查的意义是什么？

_____

_____

②根据原位杂交结果，分析导致霍奇金淋巴瘤的常见病因是什么，给我们什么启示？

_____

_____

案例二：患者，女，45 岁。5 个月前发现左侧颈部淋巴结肿大，无痛伴间歇性低热，在当地按结核病治疗，未见明显疗效。近 2 月低热不退，伴盗汗、疲乏、贫血、颈部淋巴结进行性增大。体格检查：患者贫血外貌、消瘦，左侧颈部淋巴结肿大，质较硬，向表面隆起，略呈分叶状，大小：12cm×7cm×4cm，左锁骨上亦见肿大结节，大小 2cm×2cm×1cm。肝脾轻度肿大。行手术进行肿大淋巴结切除。

镜下切片（图 8-2）

组织来源：颈部淋巴结

图 8-2

观察要点：低倍镜下正常的淋巴结结构消失，取而代之的是弥漫性分布的肿瘤细胞；高倍镜下瘤细胞形态多样，体积较大，并且大小不一，核圆形或卵圆形，有单个或多个核仁，可见多量病理性核分裂象。

诊断：_____

思考题：

还有哪些病因可以造成颈部淋巴结肿大，从症状和体征上如何区分？

_____

_____

病例三：患者，男，60 岁。5 年前发现颈部黄豆大小包块，无疼痛，无发热、盗汗，无消瘦，未予处理。3 月前，发现颈部包块进行性增大，伴发热、盗汗。体检发现双侧下颌区、颈前、腋窝及腹股沟可触及肿大淋巴结，最大约 3cm×3cm×2cm。肝肋缘下未触及，脾肋缘下 2cm。外周血白细胞计数 21×10⁹/L。骨髓活检示：成熟淋巴细胞显著增多，并易见泡沫细胞。颈部肿物病理检查示：弥漫性异型的淋巴细胞呈浸润性生长。最终患者后因反复感染，治疗无效死亡。行尸体剖验：

大体标本（图 8-3）

观察要点：对比正常脾组织，观察病变脾的大小、体积、颜色和边缘改变等情况。

病变描述：_____

图 8-3

可能诊断：_____

思考题：

解释患者脾脏发生以上改变的原因？

_____

_____

（三）其他标本

大体标本（图 8-4）

观察要点：肠壁是否增厚，肠腔是否狭窄，肠壁有无肿块，如果有，请描述肿块的大小、形态、与周边组织的界限以及肿块是否伴有坏死和出血。

图 8-4

病变描述：_____

_____

可能诊断：_____

四、思考题

1.查阅文献，如何防治白血病的发生？白血病治疗的最新研究进展。

实验九　泌尿系统疾病

一、实验目的

1.依托临床资料，通过观察急性弥漫性增生性肾小球肾炎的镜下表现，掌握其基本病变特征以及临床病理联系。

2. 通过观察慢性硬化性肾小球肾炎的临床资料、大体和镜下表现，掌握其基本病变，并学会根据这些病变推导其临床病理联系。

二、实验方法

1.从正常结构—功能到异常结构—功能变化的对比分析法；从结构决定功能的线性分析法。

2.以临床病例为载体和以问题为导向的案例教学法。

三、实验内容

（一）本章相关形态学图片及视频资料

（二）案例相关标本

案例一：患者，女，7岁。20天前患者出现咽部疼痛，未系统治疗，仅服用抗感冒药。近5日来，患者出现尿量减少、色红，无尿急、尿痛；晨起颜面浮肿明显。查体：T 37℃，Bp 145/90 mmHg。眼睑水肿，咽充血；实验室检查：尿红细胞 70～80 个/HP，尿白细胞 5～8 个/HP，尿蛋白 1.5g/L；血肌酐升高；补体 C3 明显减低，抗链球菌溶血素 O（+）；经肾穿刺活检：

1.镜下切片（图 9-1）

组织来源：肾

正常肾脏由肾实质和肾盂组成，肾实质包含外层的皮质和内层的髓质，其中肾皮质位于肾实质表层，富含血管，新鲜时呈红褐色，由一百多万个肾单位组成。每个肾单位包含肾小体和肾小管，肾小体由肾动脉

图 9-1

分支进入的肾小球及其外围的肾小囊组成。肾小囊分两层，两层之间有囊腔与肾小管的管腔相通。肾单位是实现肾功能的基本单位。肾盂由肾大盏汇合而成。

观察步骤：低倍镜下，可见部分肾小球体积增大、囊腔缩小；高倍镜下，可见肾小球毛细血管内皮细胞、系膜细胞增生，从而造成毛细血管管腔狭窄，甚至闭塞，部分可见血管壁发生纤维素样坏死；偶见肾小球旁近曲小管上皮细胞出现玻璃样变性，管腔中出现管型；肾间质可见充血、水肿，伴炎细胞浸润。

诊断：_____

思考题：
①结合患者肾脏的病理变化，解释其临床表现。

_____

_____

②根据患者肾活检结果，推测患者肾脏的大体改变。

_____

_____

案例二：患者，男，45 岁。15 年前曾患系膜增生性肾小球肾炎，经治疗，症状缓解出院。患者 6 年前无明显诱因出现夜间多尿，每晚 5~6 次，尿量中等，无尿频、尿急。3 年后，患者出现头胀痛，查血压为 160/115mmHg。5 天前，头痛加剧，伴恶心呕吐，乏力、尿少入院。入院检查：慢性病容，呼气有氨味，颈部皮肤有出血点。血红蛋白 70g/L，红细胞（3~3.2）×10^{12}/L，血肌酐、尿素氮升高，尿比重降低。入院后积极对症治疗，但效果不佳，于 7 天后死亡。行尸体剖验：

1.大体标本（图 9-2）

观察要点：肾脏的体积、表面光滑度，切面肾皮质、髓质有何改变（增厚、变薄？正常肾皮质厚 3~5 mm）。

病变描述：_____

图 9-2

2.镜下切片（图 9-3）

组织来源：肾

观察步骤：低倍镜下，肾皮质区肾小球数量明显减少，可见"肾小球集中"现象，部分区域肾小球呈代偿性肥大、肾小管呈代偿性扩张。高倍镜下，大量肾小球体积缩小，发生纤维化，部分肾小球呈玻璃样变，相应肾小管萎缩，甚至消失；残存的肾小球代偿性肥大，相应肾小管扩张，腔内可见红染的蛋白管型；间质纤维组织增生，淋巴细胞浸润，小动脉硬化，管壁增厚。

图 9-3

诊断：_____

思考题：
①患者的病变是如何发展的？用病理变化解释其临床表现。

_____

_____

②分析患者的死亡原因。

_____

_____

（三）其他标本

1.大体标本（图 9-4）

标本来源：肾

观察要点：病灶的形状、大小、颜色，外围有无包膜，表面光滑度，切面颜色，有无继发病理变化，以及对周围组织的影响情况等。

图 9-4

可能诊断：＿＿＿＿＿＿＿＿＿＿＿＿＿

思考题：

根据以上病变，分析患者可能出现哪些临床表现？

＿＿＿＿＿＿＿＿＿＿＿＿＿＿＿＿＿＿＿＿＿＿＿＿＿＿＿＿＿＿＿＿

＿＿＿＿＿＿＿＿＿＿＿＿＿＿＿＿＿＿＿＿＿＿＿＿＿＿＿＿＿＿＿＿

2.镜下切片（图 9-5）

标本来源：膀胱

正常膀胱组织（空虚状态）由内到外依次为黏膜层、肌层和外膜。黏膜层主要由 8～10 层的移行上皮组成，肌层主要由平滑肌组成，外膜为疏松的结缔组织。

图 9-5

膀胱癌通常起源于黏膜层，随着病变的发展，癌细胞可能向膀胱壁的更深层次扩散，包括黏膜下层、肌层甚至浆膜层。重点观察膀胱黏膜层。观察步骤：低倍镜下可见癌组织呈乳头状，形状不规则，粗细不等，可见实体性癌巢。高倍镜下可见癌细胞层次较正常组织增多，癌细胞大小、形状不一致，极向紊乱，可见病理性核分裂象。

诊断：＿＿＿＿＿＿＿＿＿＿＿＿＿＿＿

思考题：

根据以上病变，分析患者可能出现哪些临床表现？

＿＿＿＿＿＿＿＿＿＿＿＿＿＿＿＿＿＿＿＿＿＿＿＿＿＿＿＿＿＿＿＿

＿＿＿＿＿＿＿＿＿＿＿＿＿＿＿＿＿＿＿＿＿＿＿＿＿＿＿＿＿＿＿＿

四、思考题

1.急、慢性肾小球肾炎时血压升高的机制有何不同？

2.查阅文献，了解慢性肾炎终末期有何治疗方法及中医药在肾炎治疗方面有何独到之处？

实验十　生殖系统和乳腺常见疾病

一、实验目的

1.依托临床资料，观察乳腺癌大体表现，理解其临床病理联系。

2.通过观察葡萄胎（水泡状胎块）大体和镜下表现，掌握其基本病变特点。

3.通过观察子宫平滑肌瘤和卵巢囊腺瘤大体表现，理解其临床病理联系。

4.通过观察乳腺纤维腺瘤镜下表现，了解其病理变化。

二、实验方法

1.从正常结构—功能到异常结构—功能变化的对比分析法；从结构决定功能的线性分析法。

2.以临床病例为载体，以问题为导向的案例教学法。

三、实验内容

（一）本章相关形态学图片及视频资料

（二）案例相关标本

案例一： 患者，女，52岁。一个月前无意中发现左乳外上象限有一肿块，无疼痛、不活动，无乳头溢液，无乳房表面皮肤改变。乳腺超声显示左乳外上象限有一2.1cm×1.8cm×1.6cm 的低回声区，边界不清，内部可见沙砾样钙化，其周边和内部血流丰富。经钼靶进一步检查和穿刺确诊后行手术切除治疗。

大体标本（图 10-1）

标本来源：乳房

观察要点：病变组织的大小，颜色，形状，有无包膜以及与周围组织的分界情况等。

图 10-1

病变描述：＿＿＿＿＿＿＿＿＿＿＿＿＿＿＿＿＿＿＿＿＿＿＿＿＿＿＿＿＿＿＿＿＿＿＿＿＿

＿＿

可能诊断：＿＿＿＿＿＿＿＿＿＿＿＿＿＿＿＿＿＿＿＿＿＿＿＿＿＿＿＿＿＿＿＿＿

思考题：

分析此病变如果进一步发展常会导致局部组织出现哪些临床体征？

＿＿

＿＿

案例二：患者，女，28 岁，已婚。自述停经 10 周后出现阴道不规则流血，伴有轻微腹痛。妇科检查：子宫体如同孕 10 周大小，质软；尿 HCG 检测：人绒毛膜促性腺激素（HCG）水平显著升高；超声检查：子宫腔内未见胚胎或胎儿心动，可见大量大小不一的无回声区，形似"葡萄囊泡"。进行宫腔刮宫术，取出大量大小不一的透明囊泡组织，送病理科进行组织学检查。

1.大体标本（图 10-2）

标本来源：宫腔刮宫术的透明囊泡组织

观察要点：标本的大小、形态和颜色。描述囊泡的形态和排列方式，是否类似于葡萄串。注意囊泡是单一的大囊泡还是多个小囊泡的聚合体。

病变描述：＿＿＿＿＿＿＿＿＿＿＿＿＿＿＿＿＿＿＿＿＿＿＿

＿＿＿＿＿＿＿＿＿＿＿＿＿＿＿＿＿＿＿＿＿＿＿＿＿＿＿

图 10-2

2.镜下切片（图 10-3）

观察步骤：首先，在低倍镜下，观察囊泡结构的分布和大小，是否形成典型的"葡萄状"结构。然后，在高倍镜下，可见绒毛大小不一，形态不规则，绒毛上皮细胞脱落；绒毛间质水肿且增大，呈透明状或泡沫样改变，可见淋巴细胞和巨噬细胞浸润；绒毛间质血管减少甚至消失，或可见少量无红细胞的毛细血管。重点观察绒毛表面的滋养层细胞有不同程度增生，细胞体积增大，胞质丰富，核大、核仁明显，细胞核可有轻度异型性，注意观察有无出血和坏死。

图 10-3

诊断：＿＿＿＿＿＿＿＿＿＿＿＿＿＿＿＿＿＿＿＿＿＿＿

思考题：

①比较正常妊娠早期和葡萄胎的绒毛结构差异。

＿＿＿＿＿＿＿＿＿＿＿＿＿＿＿＿＿＿＿＿＿＿＿＿＿＿＿＿＿＿＿＿

②请阐释葡萄胎与绒毛膜癌之间的区别和联系。

＿＿＿＿＿＿＿＿＿＿＿＿＿＿＿＿＿＿＿＿＿＿＿＿＿＿＿＿＿＿＿＿

＿＿＿＿＿＿＿＿＿＿＿＿＿＿＿＿＿＿＿＿＿＿＿＿＿＿＿＿＿＿＿＿

（三）其他标本

1.大体标本（图 10-4）

观察要点：观察卵巢的大小、形状和颜色，单个或多个囊腔。囊壁的厚度和内壁的形态（内壁是否光滑，是否有乳头状突起）。与周围卵巢组织或其他结构的界限是否清晰，是否有坏死或出血现象。

可能诊断：＿＿＿＿＿＿＿＿＿＿＿＿＿＿＿＿＿＿

思考题：

卵巢浆液性乳头状囊腺瘤属于什么性质的肿瘤？临床上一般怎么处理？

图 10-4

＿＿＿＿＿＿＿＿＿＿＿＿＿＿＿＿＿＿＿＿＿＿＿＿＿＿＿＿＿＿＿＿

＿＿＿＿＿＿＿＿＿＿＿＿＿＿＿＿＿＿＿＿＿＿＿＿＿＿＿＿＿＿＿＿

2.镜下切片（图 10-5）

组织来源：乳房

观察要点：首先，在低倍镜下观察肿瘤腺体大小与形状，组织结构排列是否规则，与周围正常组织的界限是否清晰。然后，在高倍镜下观察，肿瘤纤维组织的排列方式、肿瘤细胞排列是否整齐，肿瘤细胞核的大小、形状和核分裂象数量。

图 10-5

诊断：_____

思考题：

从病因学角度分析，何种人群容易罹患乳腺纤维腺瘤？如何积极预防该疾病？

_____

_____

四、思考题

1.目前乳腺癌发病率为什么会显著上升？应该如何预防乳腺癌的发生？

实验十一 神经系统疾病

一、实验目的

1.依托临床资料，通过观察流行性脑脊髓膜炎的大体和镜下改变，掌握病变特点并推导其临床病理联系。

2.依托临床资料，通过观察流行性乙型脑炎的大体和镜下表现，掌握其病变特点，理解患者的临床表现。

3.通过对比流行性脑脊髓膜炎和流行性乙型脑炎的病变特点，分析对比二者对机体影响的异同。

二、实验方法

1.从正常结构—功能到异常结构—功能变化的对比分析法；从结构决定功能的线性分析法。

2.以临床病例为载体，以问题为导向的案例教学法。

三、实验内容

（一）本章相关形态学图片及视频资料

（二）案例相关标本

案例一：患者，女，6岁。发热、头痛、呕吐4天，烦躁不安1天。入院体格检查：T 40℃，P 126次/分，R 25次/分，BP 90/50mmHg；烦躁，颈抵抗，腹部可见大量瘀点，克氏征（+）。血常规：WBC $15×10^9$/L，N 89%。脑脊液检查：压力显著升高，细胞数 $200×10^6$/L，N 95%，蛋白质1.5g/L，糖1.4mmol/L。虽积极治疗，但因病情较重而死亡。行尸体剖验：

1.大体标本（图11-1）

观察要点：脑膜血管是否扩张充血，蛛网膜下腔是否有脓性渗出物，脑沟脑回结构是否清晰，脑实质是否有异常改变。

图 11-1

2.镜下切片（图11-2）

组织来源：脑

观察步骤：低倍镜下，辨认脑实质和蛛网膜下腔，蛛网膜下腔可见扩张充血的血管和大量炎性渗出物；高倍镜下，蛛网膜下腔中的炎性渗出物主要为大量中性粒细胞，以及少量单核细胞，淋巴细胞浸润；脑实

图 11-2

质区神经元结构正常。

诊断：＿＿＿＿＿＿＿＿＿＿＿＿＿＿＿＿

思考题：

①结合病例，分析此病属于何种性质的炎症？

＿＿＿＿＿＿＿＿＿＿＿＿＿＿＿＿＿＿＿＿＿＿＿＿＿＿

②结合病例，解释患者死亡原因？

＿＿＿＿＿＿＿＿＿＿＿＿＿＿＿＿＿＿＿＿＿＿＿＿＿＿

案例二：患者，女，7岁。1天前患儿无明显诱因出现全头胀痛，伴四肢乏力，未予重视。10小时前，症状加重，嗜睡、右侧肢体无力，并出现呕吐，遂入院检查。体格检查：T 40.5℃，肌张力增强，腱反射亢进，脑膜刺激征阴性。血常规：WBC $16.62×10^9$/L，N 81.9%。头颅CT：双侧丘脑和基底节出现低密度影。脑脊液检查：呈无色透明，压力增高，白细胞计数升高。给予抗炎等治疗，2小时前，患者出现惊厥、昏睡进而深度昏迷。抢救无效，最终呼吸衰竭死亡。行尸体剖验：

1.大体标本（图11-3）

观察要点：大脑体积大小，脑沟脑回变化，是否可见坏死灶。

＿＿＿＿＿＿＿＿＿＿＿＿＿＿＿＿＿＿＿＿

图11-3

2.镜下切片（图11-4）

组织来源：脑

观察步骤：低倍镜下，辨认是否有血管套现象（炎细胞围绕扩张的血管，在血管周围间隙浸润），是否有软化灶（镂空筛网状），是否有胶质细胞增生结节。高倍镜下，血管高度扩张充血，血管周围间隙增宽，其间有以淋巴细胞为主的炎细胞浸润，形成血管套。神经细胞肿胀，尼氏小体消失，可见卫星现象和噬神经细胞现象。神经组织发生灶性坏死，成筛网状。在小血管旁或坏死神经细胞附近可见小胶质细胞增生成结节。

图11-4

诊断：＿＿＿＿＿＿＿＿＿＿＿＿＿＿＿＿

思考题：

①结合大体和镜下病变，解释患者临床表现的病理学基础。

＿＿＿＿＿＿＿＿＿＿＿＿＿＿＿＿＿＿＿＿＿＿＿＿＿＿

②本病例如果被治愈，是否可能会遗留一些后遗症？为什么？

＿＿＿＿＿＿＿＿＿＿＿＿＿＿＿＿＿＿＿＿＿＿＿＿＿＿

＿＿＿＿＿＿＿＿＿＿＿＿＿＿＿＿＿＿＿＿＿＿＿＿＿＿

四、思考题

1.请结合流行性脑脊髓膜炎和流行性乙型脑炎的病理变化，思考这两种感染性神经系统疾病的临床表现有何不同？

2.流行性脑脊髓膜炎具有一定的流行性和传染性，免疫接种是最好的预防措施，请结合当地的儿童免疫规划谈谈你对中国卫生健康事业发展的认识？

实验十二　内分泌系统常见疾病

一、实验目的

1.通过观察弥漫性非毒性甲状腺肿的大体和镜下改变，掌握其基本病变特点。

2.通过观察弥漫性毒性甲状腺肿的大体和镜下改变，掌握其基本病变特点。

3.依托临床案例，针对弥漫性非毒性甲状腺肿和弥漫性毒性甲状腺肿的病变特点进行鉴别诊断，培养临床思维能力。

二、实验方法

1.从正常结构—功能到异常结构—功能变化的对比分析法；从结构决定功能的线性分析法。

2.以临床病例为载体，以问题为导向的案例教学法。

三、实验内容

（一）本章相关形态学图片及视频资料

（二）案例相关标本

案例一： 患者，女，59岁。1周前颈部突然增大，伴吞咽和呼吸困难，来院就诊，既往甲状腺结节病史5年余。颈部触诊：颈部不对称，双侧颈部可触及多个结节。彩超检查：甲状腺左、右叶均可见多发性结节。行甲状腺次全切除术，并进行病理学检查。术后恢复顺利，切口愈合，遂即出院。

1.大体标本（图12-1）

观察要点：与正常甲状腺相比，此标本在形态上的改变（体积的改变、肿物有无完整包膜、切面是否有坏死、出血等继发病变等）。

病变描述：＿＿＿＿＿＿＿＿＿＿＿＿＿＿＿＿＿＿

图 12-1

＿＿＿＿＿＿＿＿＿＿＿＿＿＿＿＿＿＿＿＿＿＿＿＿＿＿

2.镜下切片（图12-2）

组织来源：甲状腺

观察步骤：先在低倍镜下观察甲状腺滤泡上皮细胞有无增生、小滤泡形成以及整体形态改变；然后在高倍镜下观察甲状腺滤泡上皮有无萎缩，胶质有无增多，间质有无纤维组织增生和结节状病灶。

诊断：＿＿＿＿＿＿＿＿＿＿＿＿＿＿＿＿＿＿＿＿＿

图 12-2

思考题：

结合以上病例信息，从病理学角度分析患者发生的疾病处于哪一期？与其他期病变特点有何区别？

_____

_____

案例二： 患者，女性，25 岁。4 个月前无明显诱因出现怕热、多汗、心悸，伴易饥、多食，发病以来睡眠较差、体重下降约 5kg。患者眼裂增宽，睑结膜无苍白，眼球突出，双手平举有明显震颤，皮肤温暖潮湿，甲状腺Ⅲ度弥漫性肿大，质软，未触及结节。甲状腺功能：T3：4nmol/L（参考值 0.92～2.79），T4：180.5nmol/L（参考值 58.0～140.0）。基础代谢率：+42.5%，碘吸收率偏高。最后行甲状腺次全切除手术，术后定期复查。

1.大体标本（图 12-3）

观察要点：与正常的甲状腺相比，观察此标本在形态上的改变（体积的改变、表面是否光滑、能否见到血管，切面有无结节等）。

病变描述：_____

图 12-3

_____

2.镜下切片（图 12-4）

组织来源：甲状腺

观察步骤：先在低倍镜下观察甲状腺滤泡上皮细胞有无增生、小滤泡形成以及整体形态改变；然后在高倍镜下观察滤泡腔内胶质的质地变化，是否可见吸收空泡，间质血管是否丰富，有无淋巴组织增生。

诊断：_____

图 12-4

思考题：

此疾病的病因和机制是什么？

_____

_____

_____

四、思考题

1.甲状腺癌的分类有哪些？哪种预后最好？

实验十三　传染病

一、实验目的

1.依托临床资料，观察结核病大体和镜下改变，掌握其基本病变、转归及其对机体的影响。

2.依托临床资料，观察肠伤寒的大体改变，理解其病变特点与分期。

3.通过观察常见传染病大体和镜下改变，掌握其所属的炎症类型。

二、实验方法

1.从正常结构—功能到异常结构—功能变化的对比分析法；从结构决定功能的线性分析法。

2.以临床病例为载体，以问题为导向的案例教学法。

三、实验内容

（一）本章相关形态学图片及视频资料

（二）案例相关标本

案例一：患者，男，9 岁。反复发热 1 个月，伴头痛、喷射样呕吐 1 天，急诊入院。体格检查：T 40℃。营养差，肝脏右肋下可扪及，脾脏左肋下可扪及，克氏征及布氏征阳性。实验室检查：WBC $13×10^9$ /L，N 20%，L 70%，血沉加快。住院 1 周，治疗无效，病情恶化，呼吸困难，抢救无效死亡。行尸体剖验：

1.大体标本（图 13-1）

观察要点：肺组织病灶特点（数目、颜色、质地和边界等）

病变描述：＿＿＿＿＿＿＿＿＿＿＿＿＿＿＿＿＿＿＿

图 13-1

＿＿＿＿＿＿＿＿＿＿＿＿＿＿＿＿＿＿＿＿＿＿＿＿＿

2.镜下切片（图 13-2）

组织来源：肺

观察步骤：低倍镜下，辨别正常组织与病变组织。高倍镜下，在病变组织中寻找结核结节。典型结核结节中央为干酪样坏死，周围为放射状排列的上皮样细胞及朗汉斯巨细胞，上皮样细胞一般呈梭形或多角形，

图 13-2

胞质丰富，染色呈淡伊红色，境界不清，核呈圆形或卵圆形，染色质甚少，甚至可呈空泡状，核内 1～2 个核仁；多个上皮样细胞互相融合或一个细胞核分裂但胞质不分裂的朗汉斯巨细胞，其胞质突起常和上皮样细胞的胞质突起相连接，核的数

目从十几个到几十个不等,排列在胞质周围呈花环状,马蹄形或密集于胞体的一端;结核结节的外周有成纤维细胞围绕,并有淋巴细胞浸润。

诊断:＿＿＿＿＿＿＿＿＿＿＿＿＿＿＿

思考题:

①该病好发于哪些人群,其特征性病变是什么?

＿＿＿

＿＿＿

②该患者疾病是如何动态发展的?并最终可能影响哪几个组织器官?

＿＿＿

＿＿＿

＿＿＿

③结合病例及脑组织大体所见,分析患者出现头痛、喷射样呕吐的原因及可能死因。

＿＿＿

＿＿＿

＿＿＿

④回顾患者病史,是否存在治疗贻误的问题?给我们什么启示?

＿＿＿

案例二: 患者,男,26岁。中午食用外卖盒饭后5小时,突感下腹部疼痛,伴恶心、解少量稀便后有所缓解,自行口服黄连素药片后,又解多次黏液样稀便,肛门坠胀感,伴发热、恶心呕吐,遂至医院就诊。体检:T 38.5℃,中下腹有压痛,肠鸣音亢进。血常规检查示:WBC↑,N↑;便常规:大便中可见黏液及片状膜样物,镜下见大量中性粒细胞、脓细胞。患者因自行离开医院购物发生车祸而亡。尸检剖验:

大体标本(图13-3)

标本来源:结肠

观察要点:病变组织的形态变化(表面、结构等)。

病变描述:＿＿＿＿＿＿＿＿＿＿＿＿＿＿＿

图13-3

＿＿＿＿＿＿＿＿＿＿＿＿＿＿＿＿＿＿＿＿＿

可能诊断:＿＿＿＿＿＿＿＿＿＿＿＿＿＿＿

思考题:

镜下观察患者肠道可能会有哪些病理改变?大便中为什么有片状膜样物?

＿＿＿

(三)其他标本

1.大体标本(图13-4)

观察要点:肠组织病灶特点(数目、形态、颜色、质地和边界等)。

可能诊断:＿＿＿＿＿＿＿＿＿＿＿＿＿＿＿

图13-4

思考题：

此病变和肠结核造成的溃疡相比较，哪种病变溃疡愈合后容易形成肠梗阻，哪种病变的溃疡更容易发生肠穿孔？

_____

_____

2.大体标本（图 13-5）

观察要点：肺部病灶特点（数目、颜色、质地和边界等）。

可能诊断：_____

思考题：

此病变的预后如何？

图 13-5

_____

3.大体标本（图 13-6）

观察要点：肺部病灶特点（数目、颜色、质地和边界等）。

可能诊断：_____

思考题：

此病变一般通过什么疾病发展而来，对机体有哪些影响？预后如何？

图 13-6

_____

4.大体标本（图 13-7）

观察要点：肾脏病灶特点（数目、颜色、质地和边界等）。

可能诊断：_____

思考题：

此病变一般是如何发生的？

图 13-7

_____

四、思考题

1.了解我国在结核病防治方面采取了哪些措施？

2.查阅相关文献，探究传染病的发生与防治历史，并了解中医药在传染病防治中的作用。

画图作业

1.	观察倍数：
	组织来源：
	病理诊断：

病变描述：

2.	观察倍数：
	组织来源：
	病理诊断：

病变描述：

3.

	观察倍数：
	组织来源：
	病理诊断：

病变描述：

4.

	观察倍数：
	组织来源：
	病理诊断：

病变描述：

5.

观察倍数：

组织来源：

病理诊断：

病变描述：

6.

观察倍数：

组织来源：

病理诊断：

病变描述：

7.

观察倍数：

组织来源：

病理诊断：

病变描述：

8.

观察倍数：

组织来源：

病理诊断：

病变描述：

9.

观察倍数：

组织来源：

病理诊断：

病变描述：

10.

观察倍数：

组织来源：

病理诊断：

病变描述：

11.

观察倍数：

组织来源：

病理诊断：

病变描述：

12.

观察倍数：

组织来源：

病理诊断：

病变描述：

13.

观察倍数:

组织来源:

病理诊断:

病变描述:

14.

观察倍数:

组织来源:

病理诊断:

病变描述:

15.

观察倍数：

组织来源：

病理诊断：

病变描述：

16.

观察倍数：

组织来源：

病理诊断：

病变描述：

17.

观察倍数：

组织来源：

病理诊断：

病变描述：

18.

观察倍数：

组织来源：

病理诊断：

病变描述：

19.

观察倍数：
组织来源：
病理诊断：

病变描述：

20.

观察倍数：
组织来源：
病理诊断：

病变描述：

21.

观察倍数：

组织来源：

病理诊断：

病变描述：

22.

观察倍数：

组织来源：

病理诊断：

病变描述：

23.

观察倍数：

组织来源：

病理诊断：

病变描述：

24.

观察倍数：

组织来源：

病理诊断：

病变描述：

25.

	观察倍数:
	组织来源:
	病理诊断:

病变描述:

26.

	观察倍数:
	组织来源:
	病理诊断:

病变描述:

操作步骤指南

微信扫码直接使用资源，无须额外下载任何软件。如需重复使用可再扫码，或将需要多次使用的资源、工具、服务等添加到微信"收藏"功能。

微信扫描二维码 领取本书学习资源 ▼

本书配有
智能阅读向导

建议配合二维码一起使用本书

【本书专属学习资源】

技能提升
查看高清彩图，
观看拓展视频。

推荐书单
推荐专业好书，
助您精进专业知识。

交流研讨
分享临床经验，
探讨前沿技术。